NOTA:

De modo algum é legal reproduzir, duplicar ou transmitir qualquer parte deste documento em qualquer meio eletrônico ou em formato impresso.

A gravação desta publicação é estritamente proibida e qualquer armazenamento deste documento não é permitido, a menos que com a permissão por escrito do editor. Todos os direitos reservados.

As informações aqui fornecidas são declaradas verdadeiras e consistentes, em que qualquer responsabilidade, em termos de desatenção ou de outra forma, por qualquer uso ou abuso de quaisquer políticas, processos ou direções contidas dentro é a responsabilidade solitária e absoluta do leitor de destinatários. nenhuma circunstância qualquer responsabilidade legal ou culpa será realizada contra o editor para qualquer reparação, danos, ou perda monetária devido às informações aqui contidas, direta ou indiretamente.

Os respectivos autores possuem todos os direitos autorais não detidos pelo editor.

Aviso legal:

Este livro é protegido por direitos autorais.

Isto é apenas para uso pessoal.

Você não pode alterar, distribuir, vender, usar, citar ou parafrasear qualquer parte ou o conteúdo dentro deste livro sem o consentimento do autor ou proprietário dos direitos autorais.

A ação judicial será prosseguida se esta for violada.

Aviso de isenção de responsabilidade:

Tenha em atenção que as informações contidas neste documento são apenas para fins educativos e de entretenimento. Toda tentativa foi feita para fornecer informações completas, atualizadas e confiáveis. Nenhuma garantia de qualquer tipo é expressa ou implícita. Os leitores reconhecem que o autor não está engajando na prestação de aconselhamento jurídico, financeiro, médico ou profissional.

Ao ler este documento, o leitor concorda que, nenhuma circunstância, somos responsáveis por quaisquer perdas, diretas ou indiretas, que sejam incorridas como resultado do uso de informações contidas neste documento, incluindo, mas não limitado a erros, omissões ou imprecisões.

Introdução

Quero agradecer-lhe por adquirir este livro VENCENDO A DEPRESSÃO.

Parabéns, você deu o seu primeiro passo para a compreensão e batalha contra uma das maiores fontes de preocupação que a humanidade já enfrentou – depressão.

Espero, que depois de ler este livro, a depressão será o menor de suas preocupações e você possa melhorar o controle que você tem sobre suas emoções negativas e alcançar todos os seus objetivos com resultados extraordinários.

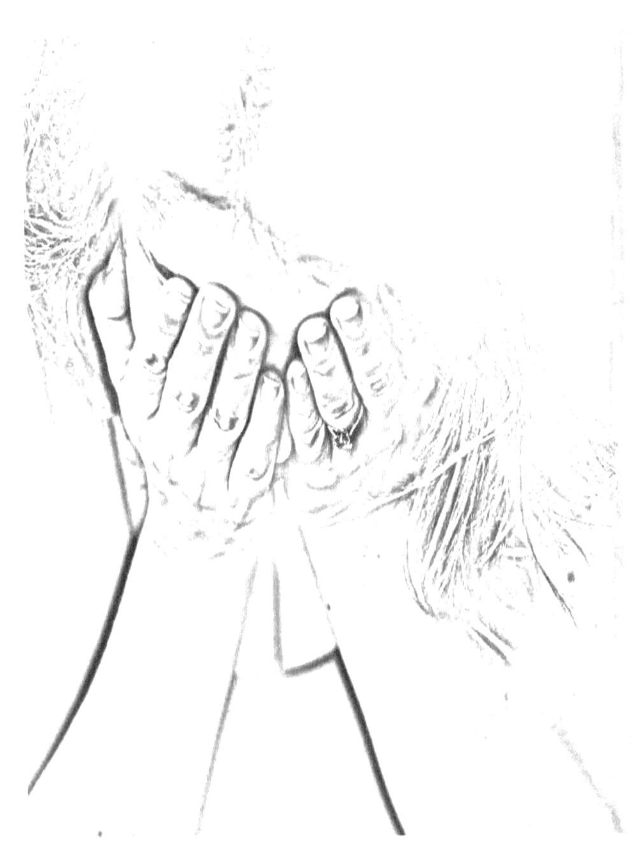

"Estou tão deprimido;

Você não tem idéia!

"Eu acho que estou entrando em depressão", "por que você parece tão triste?"

"Você está deprimido?"

São algumas das perguntas e frases que são assustadoramente comuns.

A palavra depressão é usada ou apresentada de diversas formas para descrever uma mistura de quase todas as emoções negativas. Quando seu amigo está triste ou se sentindo pra baixo sobre algo, quantas vezes você ouve ou espera ouvir uma das frases acima?

Embora possa ser uma prática comum nos dias de hoje para se referir a um sentimento negativo dentro de você como "*deprimido*", as repercussões e os efeitos de uma pessoa que sofre de depressão são na maioria das vezes ignorados, marginalizados ou piores, passam despercebidos!

Ele pode afetar a maneira que você *se sente sobre si mesmo* que, por sua vez, vai torná-lo muito difícil e "deprimente" para passar por suas tarefas do dia-a-dia.

É hora de dar um passo em direção a uma jornada que levará você a uma vida livre de depressão e feliz com você mesmo.

Nesta jornada, trataremos de forma detalhada a entender o conceito de depressão, mergulhando profundamente em suas raízes e metodologias estratégicas que você pode usar para superá-la.

Também esclareceremos, eliminando concepções erradas e mitos que circundam a depressão.

Juntos, vamos matar uma das maiores fontes de *tristeza, aflição, melancolia, desolação e desespero*.

Esteja preparado para superar seus piores pesadelos, para entrar em um estilo de vida mais brilhante e altamente positivo, descobrir como você pode ganhar maestria sobre suas emoções em vez de deixá-los correr descontroladamente pela sua consciência.

Desvendar os meios para explorar o potencial de suas emoções na busca da chave para uma vida plena e feliz.

1 Entendendo a Depressão

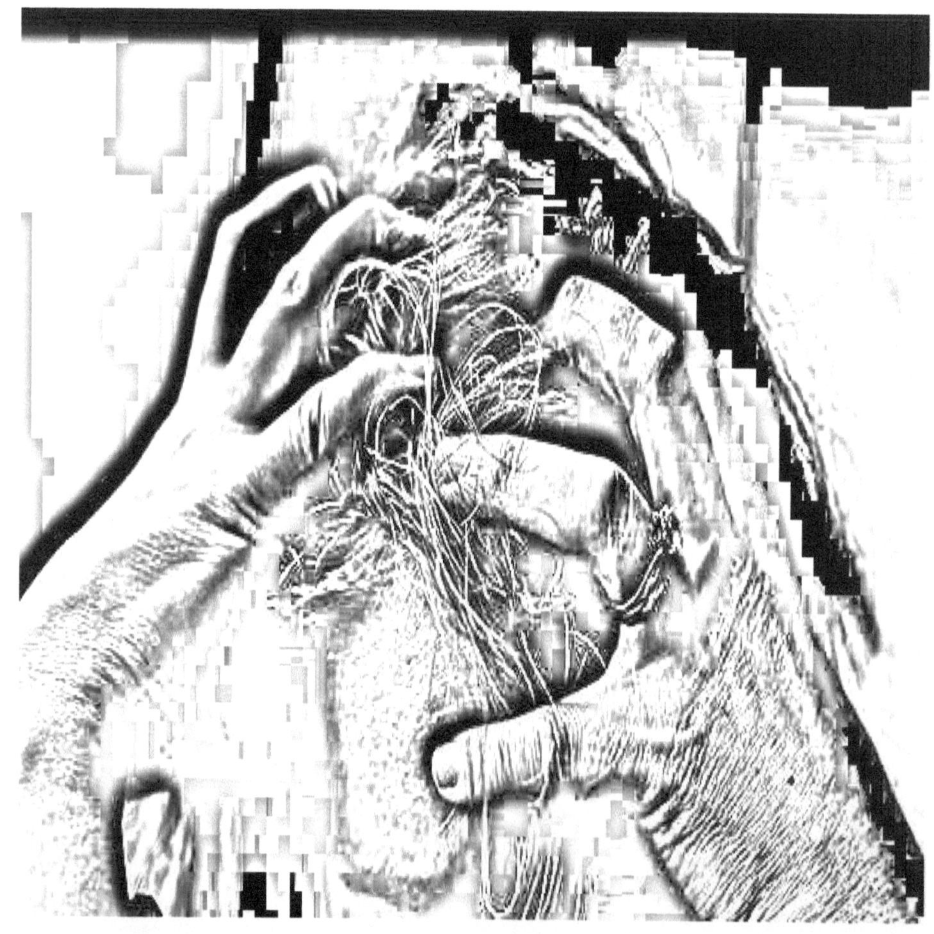

Capítulo 1: Entendendo a Depressão

O primeiro e mais óbvio passo quando se trata de superar a depressão é compreendê-la e aceitar o fato de que a depressão é uma doença real, mas é curável.

Quero chamar atenção a este detalhe importante: *Curável*, sim e de diversas maneiras, a cada indivíduo a cura pode chegar de diversas maneiras, assim como chegou pra min de forma especial, que irei detalhar mais à frente.

Mas o que precisa programar aqui na sua mente neste momento é que você é muito maior do que esta doença e que o universo te fez perfeito capaz de superar qualquer desafio inclusive a depressão, eu acreditei e venci. Se eu posso você também pode.

O que é depressão?

Depressão ou transtorno depressivo ou depressão clínica é uma grave, doença prevalente médica que tem efeitos adversos sobre a forma como você se sente sobre si mesmo e os outros, a maneira como você pensa e da maneira em que você age, pode causar pequenos danos psicológicos levando ao estado depressivo.

Pode ter havido um momento em sua vida, que ir a um lugar particular algo que gostasse muito de participar o faria feliz imensamente, independentemente da forma em que seu estado de espírito ou emocional se encontrasse.

O mesmo lugar pode deixar de animá-lo quando você se sentir deprimido.

A depressão não muda somente a maneira que você sente sobre uma pessoa ou um lugar; ela tem o potencial de afetá-lo fisicamente e drasticamente reduzir a sua capacidade de realizar as funções mais básicas-seja em casa, na escola, no trabalho e até mesmo com as pessoas que você mais ama.

Tarefas como dormir, comer e trabalhar pode tornar-se um fardo, algo que não queira mais fazer muito menos executar continuamente.

Existem diversos estados depressivos, mas a única coisa em comum em todos eles, é o fato em que o indivíduo não consegui obter prazer em nada, nem mesmo na própria existência física. Podendo se agravar levando a um fim trágico e cruel.

Tipos de depressões:

Como todas as outras condições médicas lá fora, a depressão também vem em vários tipos que podem se desenvolver em circunstâncias únicas e formas variadas.

Os casos mais comuns são – transtorno depressivo persistente (distimia), depressão perinatal (antes ou pós-parto), depressão psicótica, transtorno afetivo sazonal e transtorno bipolar.

É fundamental lembrar que os tipos são puramente subjetivos para a pessoa e podem variar de pessoa para pessoa.

Pensando nisso podemos levar em consideração que a cura ou tratamento pode vir ao indivíduo por diversas formas e caminhos.

O principal fator para que a cura chegue, é o exercício mental contínuo para fortalecer o desejo de cura, e busca de um propósito definido.

1.   Transtorno depressivo persistente:

A distimia, como é comumente chamada na profissão médica, geralmente é diagnosticada após o humor deprimido ter durado pelo menos dois anos.

Um paciente diagnosticado com transtorno depressivo persistente geralmente exibe episódios de depressão maior, acompanhados por períodos de sintomas que não são tão severos. No entanto, os sintomas duram normalmente por um mínimo de dois anos.

Estes sintomas podem incluir apatia, comportamento anti-social ou mesmo querendo estar sozinho. Eles também podem incluir negligência pessoal.

Sintomas de transtorno depressivo persistente (PDS) vêm e vão ao longo de um período de anos, e sua intensidade pode variar com o tempo. No entanto, os sintomas típicos não desaparecem por um pouco mais de dois meses de cada vez.

Além do que os sintomas periódicos, há umas possibilidades de incidências proeminentes da depressão que ocorrem durante ou antes da desordem depressiva persistente. Esta doença também é chamada de depressão dupla.

Alguns indicadores comuns de PDS podem causar comprometimento substancial. Alguns deles são:

• Desinteressado em obter atividades diárias

• Sentindo-se triste, vazio e sentindo-se para baixo o tempo todo

• Sentimento fútil

• Constantemente cansado e carente de energia

• Extrema baixa autoestima, aumenta a autocrítica negativa, sentindo-se incapaz de completar tarefas que você já foi bom em executar.

- As habilidades de concentração e tomada de decisão são dificultados
- A sensação de ser irritado o tempo todo ou apenas se sentindo irritado, sem qualquer razão
- Diminuição da eficácia e produtividade
- Dizer não às atividades sociais
- Culpa e arrependimento passado tear sobre você
- Você quer começar a comer muito pouco ou comer demais
- Privação de sono

Estes sintomas tornaram-se agora parte da experiência do dia-a-dia do indivíduo. Estas são as emoções a expressar, particularmente no caso de início precoce por exemplo, o indivíduo costuma dizer, *"Eu sempre fui assim."* Quando se trata de crianças e adolescentes, o humor geral para olhar a sua volta será ' irritável ' em vez de se sentir deprimido, e geralmente dura pelo menos um ano.

'Os pais muitas vezes não conseguem notá-lo ou prestar atenção e costumam reagir dizendo: *"é uma fase, ele vai passar.*" Esta é uma das razões que eles podem não ter visto-muito menos relatado-estes sintomas a um médico. É preciso um olho afiado para reconhecer esses sintomas como sintomas e não o recém-aceito modo de vida adolescente.

No entanto, pode haver observadores, como um indivíduo que está constantemente ao seu redor e percebe as mudanças em você e tenta sondá-lo para fornecer ou convencê-lo a buscar ajuda.

Para cumprir o critério indicativo da desordem, os sintomas podiam ser um resultado dos efeitos fisiológicos diretos ou iminentes do abuso de toda a substância (por exemplo, álcool, drogas ou medicações contínuas) ou mesmo uma condição médica geral comum (por exemplo, cancro ou um acidente vascular cerebral). Esses sintomas também serão motivo de sofrimento significativo ou comprometimento de áreas sociais, educacionais ou até mesmo ocupacionais das atividades do dia-a-dia.

É assustador pensar sobre como esses sintomas estão lá bem na nossa frente. Eles podem ser expostos por potencialmente qualquer pessoa; *da pessoa que você mais ama a si mesmo.*

Estar ciente desses sintomas ajudará a identificar o momento certo para alcançar uma mão profissional qualificada.

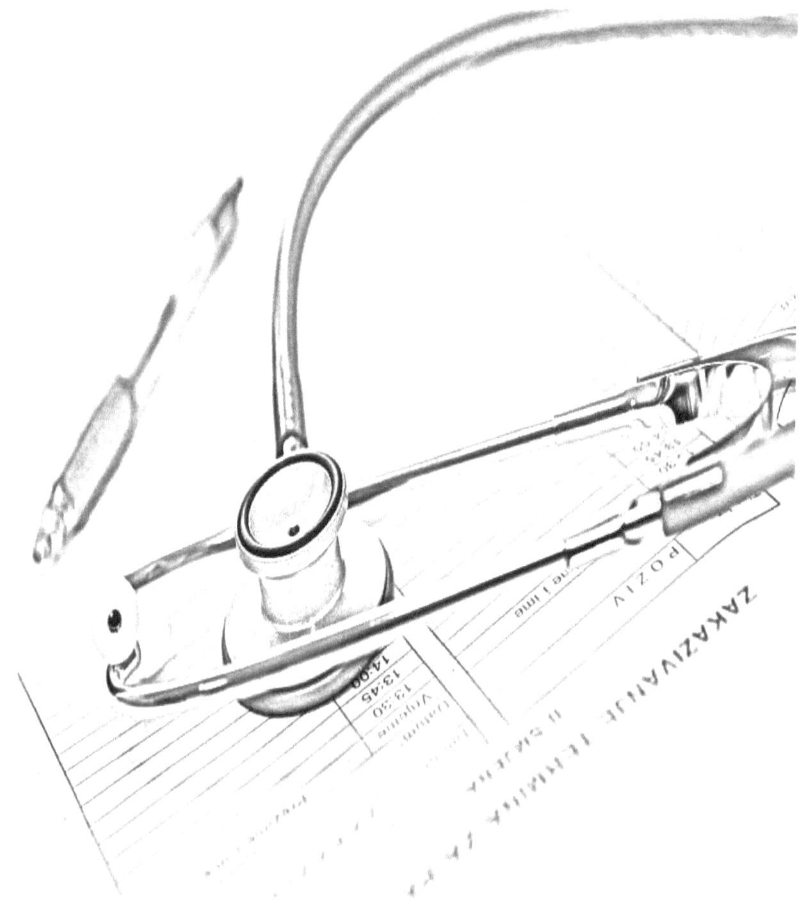

Converse com o médico de sua escolha sobre seus sintomas-de preferência um médico que conhece seu histórico médico ou um médico que você está confortável compartilhar suas informações mais íntimas.

Você também pode procurar um tratamento diretamente com um provedor de saúde mental. Confie em mim, não há vergonha nisso. O que você está fazendo é uma das coisas mais corajosa que você pode fazer.

Esta decisão fantástica mudará certamente sua vida. Se você ainda está relutando para procurar ajuda diretamente de um profissional de saúde mental, tente buscar ajuda com outra pessoa!

Esta ajuda pode ser alcançada a partir de alguém que você acha que será capaz de guiá-lo na direção certa. A direção certa, neste caso, é certamente o tratamento; embora, você poderia muito bem confiar em um amigo ou um ente querido, um professor, um líder de fé, um colega ou qualquer pessoa que você confia e tenha afinidade.

Para identificá-lo e tratá-lo, é importante entender o que as causas poderiam potencialmente ser.

No entanto, é importante saber que as razões podem variar de indivíduo para indivíduo. Clinicamente, a causa exata para PDS ainda não é conhecida.

Apenas reforçando que a partir do momento que irá começar o desejo de mudança ou cura, tudo irá colaborar para o êxito no tratamento adequado, pois este é o princípio para libertação.

Causas

Aqui estão algumas das causas comumente observadas:

Eventos da vida

Assim como qualquer outra forma de depressão, transtorno depressivo persistente é altamente provável que seja devido a incidentes traumáticos que ocorreram no passado recente ou até mesmo distante.

Eventos como *perder um ente querido*, *problemas financeiros contínuos ou mesmo um trabalho* exigente de alto estresse ou ambiente social pode muito facilmente desencadear transtorno depressivo persistente.

Traços herdados

O conceito de herança é um fenômeno surpreendente. Tem seu lado da aleta demasiado; Transtorno depressivo persistente é uma daquelas condições que podem ser transmitidas geneticamente para qualquer pessoa.

No entanto, os pesquisadores ainda estão a isolar o gene que pode estar envolvido em causar e passar a depressão. Se você tem parentes próximos que sofreram de depressão, seu médico deve estar ciente disso.

A química no cérebro

O cérebro humano é um repositório de neurônios e neurotransmissores que são químicos cerebrais que ocorrem naturalmente.

Um desequilíbrio químico no cérebro pode desempenhar um papel significativo no desencadeamento da depressão.

De acordo com pesquisas recentes, os neuro-circuitos são responsáveis pela estabilidade dos humores e como eles funcionam.

Depressão indica mudanças na função da neurotransmissores e é esta mudança que se dá o nome de depressão.

Esta pesquisa foi responsável por desenvolver uma forma em que a depressão pode ser tratada através da segmentação de neuro-circuitos específicos.

Condições médicas físicas

Tanto quanto a depressão é classificada como uma condição mental, há doenças físicas que as pessoas sofrem de que também pode ser a causa da depressão. Trauma cerebral físico, uma concussão é um bom exemplo, doenças físicas crônicas como diabetes e doenças cardíacas podem revelar-se as causas de transtorno de depressão persistente em alguns casos.

2. Depressão Perinatal

Este tipo de depressão é comumente visto em novas mães. Tornar-se uma mãe é considerada como uma das maiores alegrias do mundo.

No entanto, com esta grande alegria vem um feixe de emoções, variando de emoção ao medo, ao stress e até mesmo apreensão. As mudanças físicas que as novas mães passam podem afetar vastamente o humor e os sentimentos.

Sim, é comum experimentar mudanças de humor, mas, neste caso, a depressão perinatal não é apenas um "humor baixo".

É uma condição séria, que não afeta apenas a pessoa que sofre de depressão perinatal, mas também as pessoas que estão perto dessa pessoa. Pode dificultar as relações que você compartilha e aprecia e igualmente joga um papel enorme em perturbar o desenvolvimento saudável de sua criança.

Quando se trata de novas mães, torna-se essencial saber a diferença entre ' Baby Blues ' e a depressão perinatal. Baby Blues ou humor baixo, em mães recentes, geralmente começam entre o terceiro dia e o décimo-dia pós-parto.

Você pode se sentir um pouco choroso nos momentos mais bizarros ou até mesmo oprimido pelo mais simples das coisas. Isso geralmente passa dentro de alguns dias e sem que seja tratada especificamente.

O único cuidado que precisa ser recebido durante esta fase é o apoio e entendimento dos que estão ao seu redor.

Todos os pais passam por um período em que tomam seu tempo para ajustar-se às mudanças novas drásticas que a vida lhe apresentou.

A coisa a lembrar aqui é que você não é o único pai que está tentando descobrir como acalmar um bebê chorando ou apenas tentando fazê-lo dormir. Todos os pais enfrentam os mesmos desafios. Alguns pais levam mais tempo do que outros para se adaptarem.

É um processo de aprendizado para os pais tanto quanto para o miúdo.

A depressão perinatal cai no aceite somente quando os humores alterados persistem e há um sentimento de ser afligido, de sentir para baixo ou triste *e de ser oprimido a maior parte do tempo.*

Isto pode às vezes esticar sobre a duas semanas ou mesmo mais por muito tempo em determinados casos.

<u>Sintomas</u>

Os sintomas persistentes da depressão perinatal podem ser divididos em categorias para manter um olhar exterior. Os sintomas ao olhar para fora incluem:

• Observar o humor tendenciado a raiva recorrente, ansiedade, descontentamento geral com você mesmo e outros em sua volta, a culpa constante, o sentimento de desespero, a solidão, apesar de ser cercado por entes queridos, perda de interesse ou prazer no dia a dia, mudanças drásticas de humor e ataques de pânico, bem como tristeza inexplicável.
• O comportamento mudou para qualquer um destes? – começa a chorar mais do que o habitual, facilmente irritável, prevalece a inquietude, ou tem a necessidade constante de isolamento social.
• Não há mais sono de beleza? -insônia atingiu, acordar para pesadelos constantes, ou ser privado de sono inteiramente.
• As habilidades cognitivas tornam-se prejudicadas? – a concentração torna-se um problema; sofre desordem do processo de pensamento ou pensamentos indesejados negativos continuam aparecendo constantemente.

• Saúde psicológica – aumento geral do medo; especificamente – o medo de tentar coisas novas, e repetido sobre o pensamento.

• Corpo apto, mente apta – fadiga constante ou perda de apetite, perda de peso súbita ou ganho de peso.

As causas exatas da depressão perinatal ainda estão a ser identificadas. Os gatilhos comuns para este tipo de depressão podem incluir uma história passada de doença mental, eventos de vida estressante-passado ou presente, depressão durante o tempo de gravidez, um mau ou uma relação conjugal inexistente, poucos ou nenhum sistema de apoio durante o tempo de parto infantil e às vezes a *pobreza também.*

Há um padrão que está em jogo aqui com as causas, se você está afiado o suficiente para ler entre as linhas. Embora a ajuda de um profissional médico é necessária durante estes tempos, torna-se um mandato para procurar e oferecer apoio, se você acha que está exibindo qualquer um desses sintomas ou alguém que você conhece. Captura de depressão precoce pode percorrer um longo caminho com a saúde de não apenas a mãe, mas seu filho também.

3. Depressão Psicótica

Você já teve esses pensamentos delirantes quando você pensa que está se sentindo para baixo? A próxima coisa pode parecer assombração. Você ouve ou vê coisas perturbantes que não são ouvidas e vistas por outros? Ter um desses delírios e alucinações significará que você está potencialmente sofrendo de depressão psicótica.

A primeira coisa a ser evidente se você está sofrendo desta forma de depressão ou se alguém que você conhece é, o paciente irá mostrar uma sensação de desconexão com a realidade. É considerado um dos subtipos de depressão. A depressão psicótica é induzida pela depressão quando acompanhada por alguma forma de Psicose.

A psicose poderia ser o delírio-como ter um sentimento de que você cometeu um pecado, você começa a acreditar que você é um fracasso e tem sentimentos intensos de inutilidade.

As alucinações em certos casos são piores e podem causar mais danos à pessoa que sofre de depressão psicótica. As alucinações são geralmente acompanhadas por vozes na cabeça.

A depressão psicótica afeta aproximadamente um em cada quatro pessoas admitidas ao hospital para a depressão.

<u>Sintomas:</u>

Delírios e alucinações são os primeiros e os sinais mais claros que você pode estar sofrendo de depressão psicótica. Perto de metade dos pacientes com esta forma de depressão experimentam mais de um tipo de delírio. Alucinação livre delírios também podem ocorrer.

Na verdade, ocorre em um-metade ou dois terços dos pacientes com depressão psicótica.

Alguns dos outros sintomas incluem:

- Ansiedade
- Hipocondria
- Estado de espírito agitado
- Insônia
- Comprometimento do intelecto
- Imobilidade física
- Constipação

Com os tipos de depressões que você leu até agora, a depressão psicótica é considerada a mais assustadora do no momento.

O que provoca esta depressão assustadora? Tem sido notado que as vítimas de depressão psicótica são geralmente os que tiveram vários episódios de depressão no início de suas vidas sem psicose.

É como um rescaldo coletivo de episódios de depressão múltipla. Normalmente, quando alguém está passando por recessão, é aconselhável que eles procuram ajuda e falar com as pessoas que confiam.

No entanto, neste tipo particular, as chances de membros da família que sofrem de depressão psicótica obter exponencialmente alta quando um membro da família já é um paciente. Tempos como estes chamam para um profissional treinado que pode ajudá-lo a afastar-se disto. Lembre-se, todo tipo de depressão é curável é tudo uma questão de desejo próprio, tempo e persistência.

4. Transtorno Afetivo Sazonal:

Este é um tipo peculiar. Com o que você leu até agora, depende do que você classifica como peculiar ou estranho. Transtorno afetivo sazonal é o que o seu nome sugere.

É depressão sazonal, que não é nada além de depressão que te visita como um relógio. Se você for vítima assim como a maioria dos pacientes sazonais, o transtorno afetivo pode cair sobre a pessoa, você vai notar seus sintomas geralmente começam em algum lugar durante a queda e continua a crescer até o inverno.

Assim como o clima que rodeia essas estações, seu humor cai, e sua energia é esbofeteada. No entanto, houve casos registrados onde a depressão começa início da primavera ou verão.

Muitas vezes confundido com o "Blues de inverno", a primeira reação a esses sentimentos é linha lateral e ignorá-los, culpando o inverno. *"Oh, é o tempo que está me deixando sombrio."* A embalagem sombria que você recebe sazonalmente está dando-lhe um sinal; um sinal onde você ao se certificar deve encontrar coisas para fazer que são terapêuticos e que fazem você se sentir melhor.

Sintomas:

Este pacote sombrio é uma forma de identificar em especial se você é sazonalmente propenso. Procure esses sinais para entender e reconhecer o transtorno afetivo sazonal.
- O sentimento de desesperança e inutilidade
- Pensamentos suicidas
- Perda de interesse em atividades
- Retirada da interação social
- Distúrbios do apetite e do sono

- Desafios na concentração e tomada de decisões
- Diminuição do desejo sexual
- Queixas constantes de fadiga
- Agitação

Os sintomas podem ser semelhantes aos de outros tipos de depressão. A chave a olhar para fora parar, e observar se estes sintomas ocorrem periodicamente ou sazonalmente para ser específico. Embora este seja tecnicamente o tipo menos perigoso de depressão, transtorno afetivo sazonal não deve ser ignorado.

Procure ajuda, não importa o quão pequeno ou bobo a razão pode parecer para você. Não despreze as possibilidades.

Você pode achar que um teste de sangue simples dirá ao seu médico quais as deficiências que você está sofrendo e você pode ser capaz de ajustar suas atividades e seus suplementos para fazer melhor as coisas.

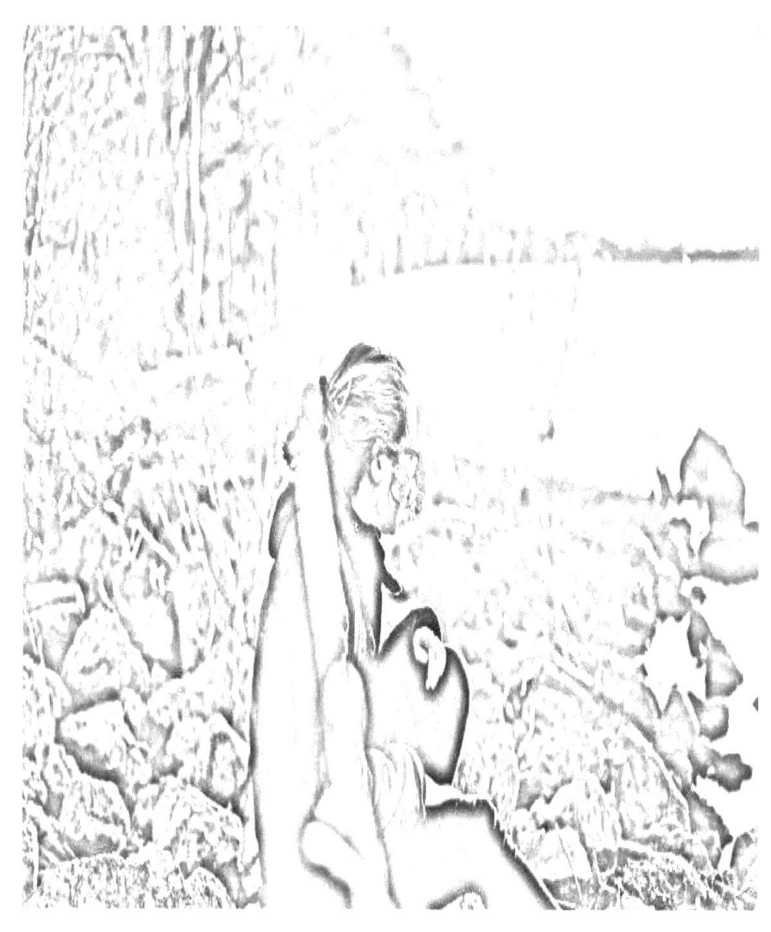

Quão diferente é a depressão de sentir-se para baixo ou triste?

Com o conhecimento dos principais tipos de depressão e seus sintomas, é hora de entender a diferença entre a depressão real e um "sentimento triste."

Você pode estar bebendo uma xícara de café em seu lugar favorito e você pensa em algo que enche o ar com tristeza absoluta.

Sua perspectiva de todo o lugar mudou agora. O que foi uma boa xícara de café relaxante agora foi arruinado por esta tristeza escura e vazio que se arrastou.

É esta depressão ou um sinal dele? Ou é apenas uma emoção que foi desencadeada por algo que lembrou de um evento ou uma pessoa que é desagradável? Se é este último, é apenas tristeza que não é senão uma emoção humana normal. Ele passará em algumas horas ou dias com base em quão fortemente você se sente sobre isso, e você vai voltar a ser o seu Self Dandy, o mestre de si mesmo.

A depressão, por outro lado, é um estado anormal e causado que afeta a maneira como você pensa, age e reage às coisas e às pessoas ao seu redor. *Quando você está triste, você não está deprimido. Mas, quando você está deprimido, você está triste com tudo.*

Existem gatilhos suficientes que podem causar depressão sem que seja um evento difícil de colocar o dedo. A perda de alguém ou algo e até mesmo o *stress* pode causar depressão. Tristeza ou qualquer outra tal emoção, por outro lado, precisa ter um gatilho para iniciar o sentimento dentro de você.

Se o que você está sentindo é verdadeiramente apenas tristeza ou uma emoção negativa, a correção para ele vai ser relativamente simples em comparação com a fixação de depressão.

CAPÍTULO 2

Efeitos Psicológicos e Fisiológicos

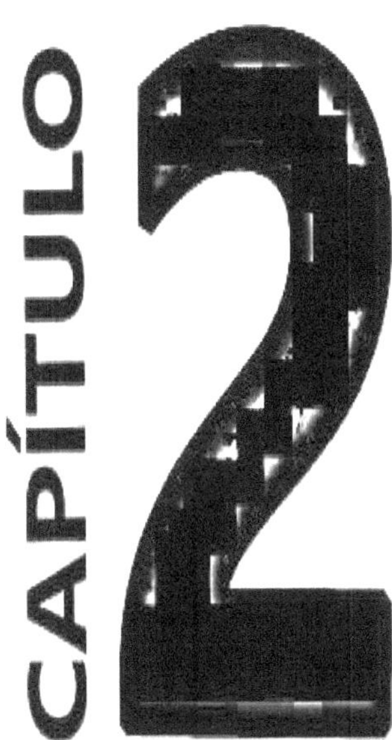

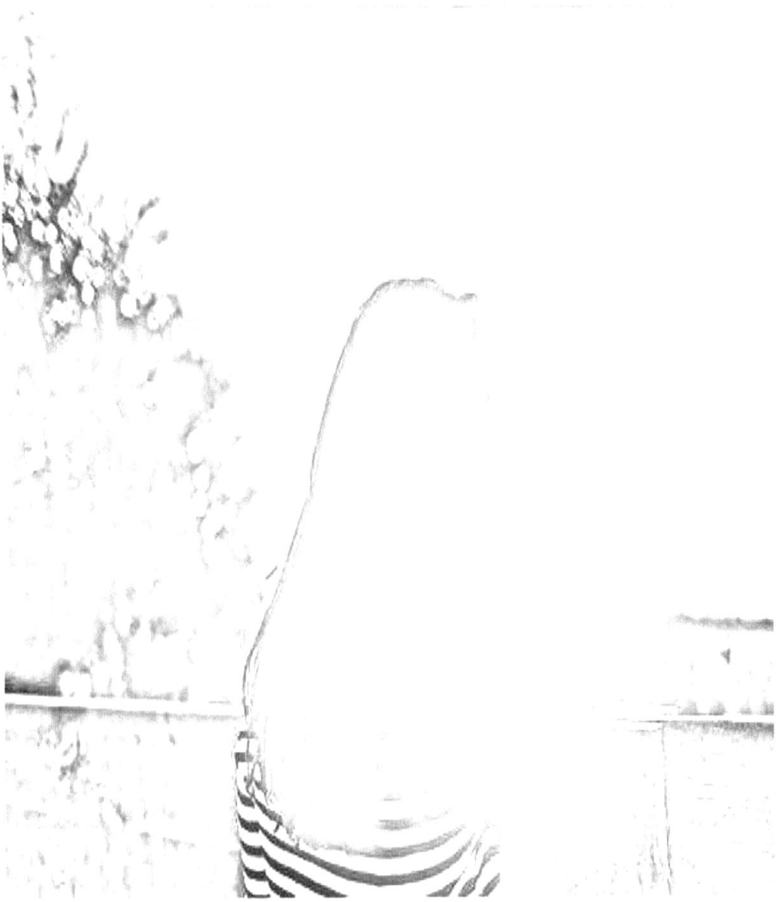

Capítulo 2: Efeitos Psicológicos e Fisiológicos

É claro e já foi estabelecido que a depressão é um problema real e precisa ser tratada como um. Neste capítulo, vamos aprofundar os detalhes dos danos que a provoca.

Agora sabemos que a depressão é um transtorno mental. No entanto, os efeitos colaterais que tem sobre o físico não podem ser ignorados. Os sintomas físicos podem ser os primeiros a tornar-se evidente quando se trata de doença mental.

A conexão da mente e do corpo foi explicada, descrita e narrada ao longo do tempo através de múltiplos modos e médiuns. Cada um tem a sua teoria. Independentemente de onde sua crença reside, o fato de que há uma conexão entre a mente e o corpo que é irrefutável. A depressão faz uso completo desta conexão e afeta você mentalmente e fisicamente.

Efeitos físicos da depressão

É muito comum apresentar sintomas físicos quando você sofre de depressão. As dores vagas são sintomas geralmente expostos. Estes incluem dor crônica nas articulações, os membros começam a doer acompanhado de dor nas costas.

Problemas gastrointestinais e privação do sono, mudanças de atividade psicomotora, cansaço e fadiga, e gradual ou até mesmo uma queda súbita no apetite não são incomuns.

Problemas gastrointestinais e perda de apetite geralmente andam juntos. É preocupante ver o número de pessoas que não se apercebe de que estão deprimidas. Torna-se quase impossível para eles se submeter ao tratamento.

Também foi observado que um número razoável de pacientes que sofrem de depressão, que decidem procurar ajuda médica profissional, não descrevem os atributos mentais ou sintomas e acabam descrevendo apenas os sintomas físicos, o que dificulta a ação do médico em diagnosticar a depressão. Para eles, só vai parecer como uma doença física e tratamento será dado apenas para a doença física e não o lado mental do mesmo.

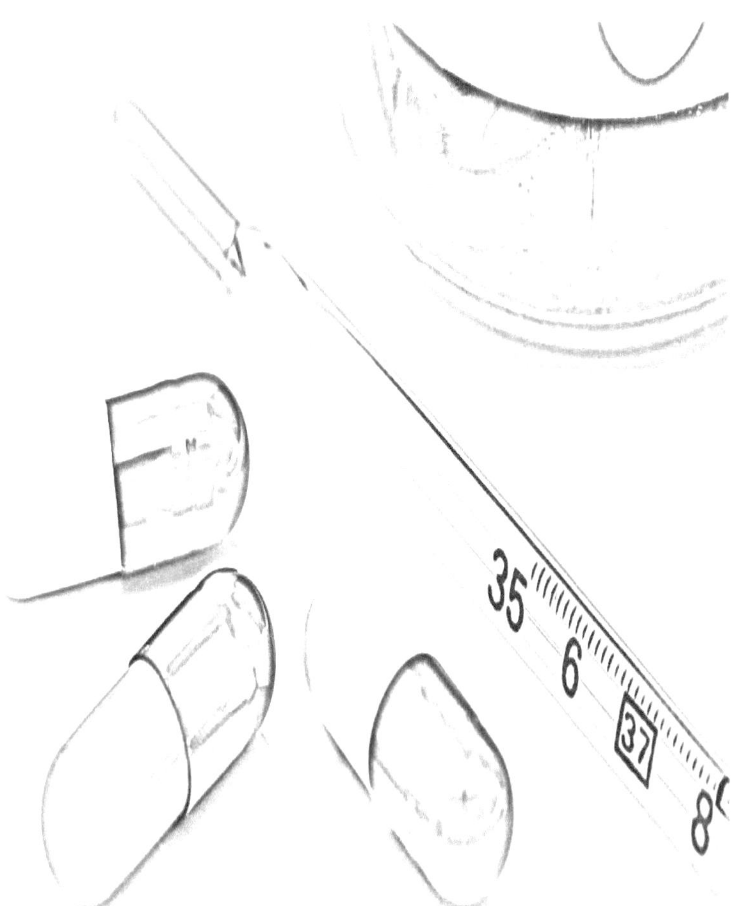

Depressão e dor física têm uma ligação biológica muito mais profunda do que a boa e velha causa e efeito. Os neurotransmissores que são responsáveis pela influência da dor e do humor são chamados de serotonina e norepinefrina.

A desregulação da serotonina e da norepinefrina está diretamente ligada à depressão e à dor.

Geralmente, como a primeira linha de tratamento, os antidepressivos são prescritos. Estes antidepressivos inibem a recaptação de ambos os transmissores que afetam os sintomas físicos. Quando a os sintomas emocionais foram abatidos, muitos médicos em torno do globo sugerem que os pacientes entram na remissão.

No entanto, os sintomas residuais que incluem sintomas físicos são imensamente comuns e têm uma grande chance de aumentar a probabilidade de uma recaída.

Os sintomas, todos eles, devem ser medidos e contabilizados se você quiser obter a remissão completa.

Há um monte de ferramentas de medição precisas, mas curtas ou escalas de classificação que estão disponíveis para medir a quantidade de remissão dos sintomas físicos, bem como os emocionais. Estas ferramentas não devem ser tratadas como o único modo de diagnóstico. Se os sintomas são expostos, em seguida, ir a um profissional médico é aconselhado.

Um estudo da Organização Mundial da saúde dos sintomas somáticos na apresentação da depressão mostra que dos 1146 pacientes de 14 países diferentes estão incluídos na pesquisa que preencheu os critérios para a depressão. Destes, 69% foram relatados como apresentando somente sintomas somáticos como a causa para sua visita.

Os sintomas somáticos são apresentados quando uma pessoa que sofre de depressão começa a ficar *ansiosa* com sintomas físicos, como dor e fadiga. O paciente que sofre com isso tem pensamentos intensos, sentimentos e medos causando um enorme obstáculo em sua vida do dia-a-dia. Infelizmente o suficiente, a depressão pode muitas vezes ir sem diagnóstico em tais casos.

Os sintomas físicos que estão associados com a depressão podem ser interpretados como o paciente apenas

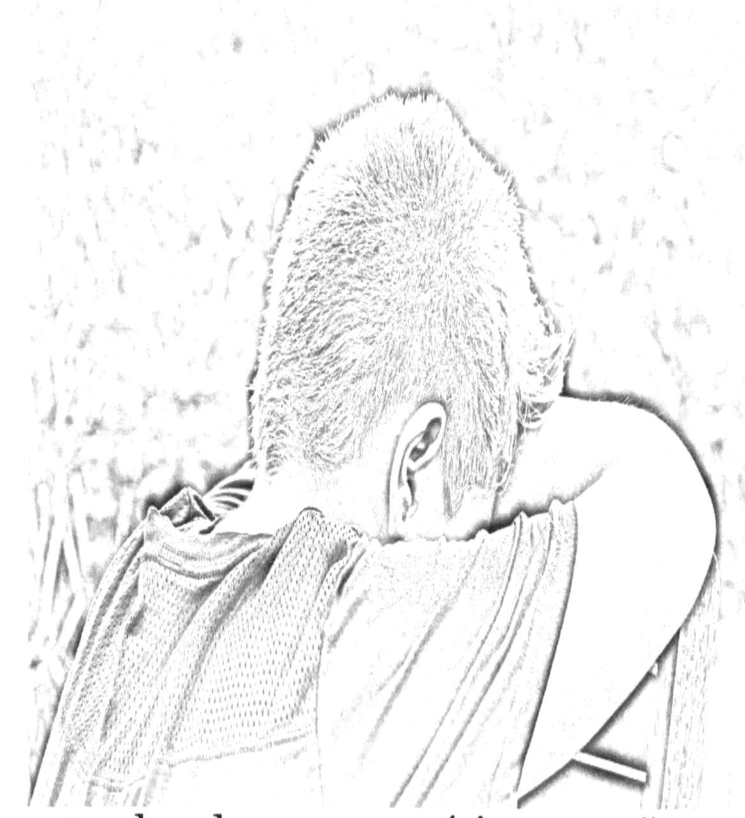

apresentando doença somática e não sinais de depressão.

Se você ou alguém que você conhece está exibindo um grande número de sintomas físicos, então pode ser uma causa de preocupação, e ajuda profissional é necessária. No entanto, se houver apenas alguns sintomas físicos, há uma alta probabilidade de que o paciente não está sofrendo de um transtorno de humor.

Um estudo que envolveu mil pacientes adultos da clínica de cuidados primários revelou que o número de sintomas físicos presentes é muito preditivo do humor ou transtornos mentais e comprometimento funcional. Entre os pacientes que relataram zero a um sintoma físico, um total de 2% foi diagnosticado com transtornos mentais ou de humor.

Embora os pacientes que relataram nove ou mais sintomas físicos mostraram um gritante 60% que foram diagnosticados com desordens mentais. Assim, a ligação entre a capacidade física e mental precisa ser reconhecida. Globalmente, tornou-se evidente que a presença de qualquer sintoma físico aproximadamente duplicou as chances do paciente ter um transtorno mental.

Efeitos Psicológicos da Depressão

Sim, a depressão arruína tudo e começa com o seu humor.

Isso, por sua vez, é um dos maiores fatores quando se trata de obter uma tarefa feita.

Você será capaz de fazer esse café da manhã perfeito se você não está no "humor" para ele?

O humor dita a maioria de nossas ações e reações. Quando você está no mais agitado de humor, a probabilidade de você apreciar é muito mínima.

Muitas pessoas não parecem compreender a profundidade e a intensidade que a depressão tem sobre o seu controle e processo de pensamento, emoções e sentimentos, e seu bem-estar geral global.

Como discutimos anteriormente, como as pessoas vão para sua clínica de cuidados primários com queixas de apenas sintomas físicos nos leva de volta ao ponto do corpo e da mente estar mais conectado do que percebemos que seja. Devido à depressão efeitos tem psicologicamente, o desempenho ideal de trabalho do dia-a-dia, interações sociais e tarefas educativas parecem intensamente esmagadora.

É geralmente nublado com o sentido do vazio, da tristeza e do sentimento de desesperança.

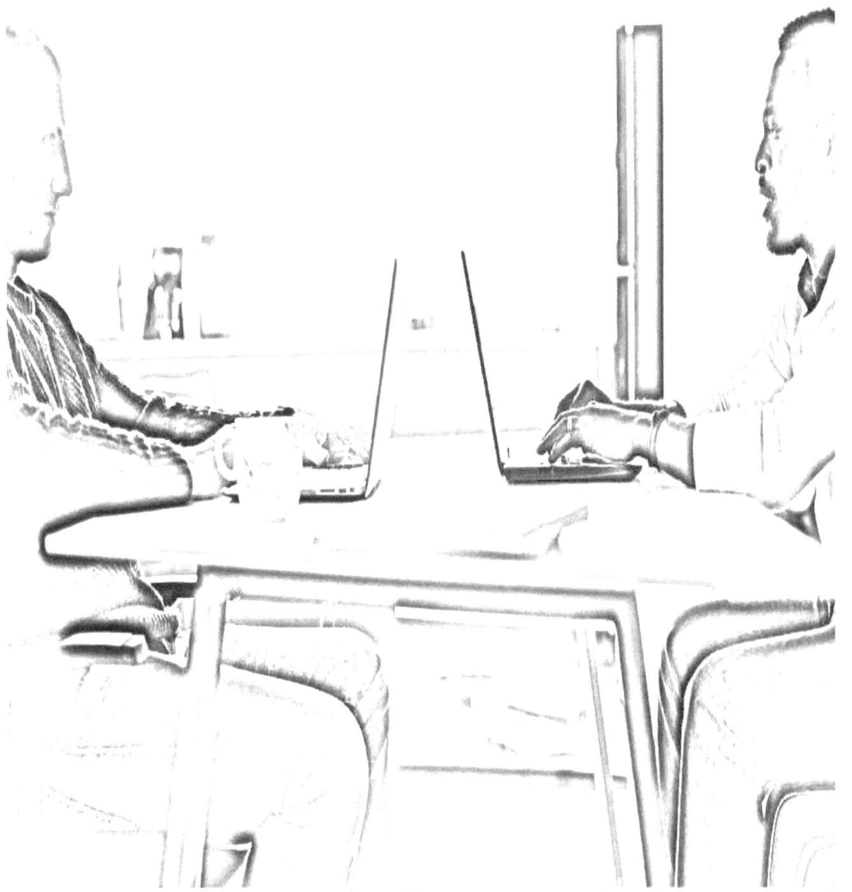

O resultado natural deste acaba sendo prejudicial para o paciente, especialmente a longo prazo. Quantas vezes nos deparamos com um chefe que compreende a falta de produtividade do empregado e atribui-lo à depressão que o empregado está sofrendo?

O crescimento pessoal e profissional para o empregado é interrompido no momento em que ele/ela parou de ser produtivo. Em um mundo competitivo, como estamos vivendo hoje, não ser produtivo pode resultar em mais pressão, especialmente daqueles que querem dar um salto em seu trabalho.

É assustador, não é? Ironicamente o suficiente, que tem sido citado e gravado como uma das principais causas de depressão. Saltar para fora na rotina diária igualmente faz pacientes saltar para fora em alcançar os objetivos que tinham ajustado uma vez com aspirações para alcançar o mais alto. Lembre-se, se você ou alguém que você conhece está passando por isso, então não se preocupe.

Como foi reiterado várias vezes neste livro, pedir ajuda é a melhor coisa que você pode fazer. Tratar a depressão em vez de ignorá-lo pode ajudar o paciente a superá-lo.

Além dos fatores mundanos, há uma série de sistemas internos que são responsáveis pelo nosso bem-estar. Se estes sistemas internos não funcionarem de forma correta, ou se há um obstáculo nestes sistemas, causam os efeitos psicológicos da depressão.

Estes efeitos psicológicos direcionam diretamente suas emoções, humores e sentimentos. Você já viu as pessoas falando sobre não ser o seu *"Eu velho"? O que isso significa? Vamos fazer isso?*

Afinal, todo ser humano é naturalmente programado para aprender constantemente e manter-se atualizado; aprendemos e experimentamos coisas novas.

Isso pode ser classificado como crescimento ou mudança em um ser humano? Isso se qualifica para não ser seu antigo eu? A resposta quando estamos falando de depressão é simples. Você pode ser pego com baixa guarda, com esses novos sentimentos e até mesmo se sentir alienado, como você não está familiarizado com as mudanças que estão acontecendo com você.

No caso dos efeitos psicológicos da depressão, ao contrário do blues, os sintomas são persistentes, quase todo o dia e todos os dias, pelo menos, para um mínimo de duas semanas.

Aqui está uma maneira rápida de verificar os sintomas psicológicos e o que olhar para descobrir se os sintomas levam a um diagnóstico de depressão. Cuidado com esses sinais e, ao perceber qualquer um deles, a coisa ideal a fazer é falar com um profissional médico sobre isso. É melhor se o profissional é treinado em saúde mental.

Sintoma 01: Seu humor parece deprimente durante a maior parte do dia.

O que estou procurando? Expressar tristeza ou sentir o blues, o sentimento de vazio ou desesperança ou a sensação de estar nos despejos.

Sintoma 02: Seu nível de interesse em quase tudo o que foi apreciado uma vez por você está em um todo-tempo baixo ou está ficando baixo. Eu estou falando sobre as coisas que você costumava desfrutar em uma base do dia-a-dia. Por exemplo, ir para uma corrida de manhã foi a melhor coisa que você amou sobre o seu dia, mas agora ele se tornou uma tarefa que parece ser forçado em cima de você.

O que estou procurando? Abandono de atividades que você desfrutou, evitando interações sociais com amigos e familiares, *redução do desejo sexual e redução do gozo durante o sexo*, a sensação de estar entorpecido ou até mesmo sem emoção.

Sintoma 03: você tem pensamentos suicidas recorrentes, ou você fala sobre a morte na maioria das vezes.

O que estou procurando? Pensamentos de morte lhe interessam mais do que apenas o medo de morrer, pensamentos persistentes e tentativas de prejudicá-lo.

Sintoma 04: você se sente culpado e inútil quase todos os dias.

O que estou procurando? Você começa a se sentir culpado sobre as coisas que você não tem controle sobre. A culpa dura muito mais do que costumava. Você sempre expressa o sentimento de ser indigno de coisas boas que nunca acontecem com você. Você está tão preocupado com seus fracassos passados que você não vê o raio de esperança que carrega um feixe de oportunidades.

CAPÍTULO 3

A Ciência e as Estatísticas

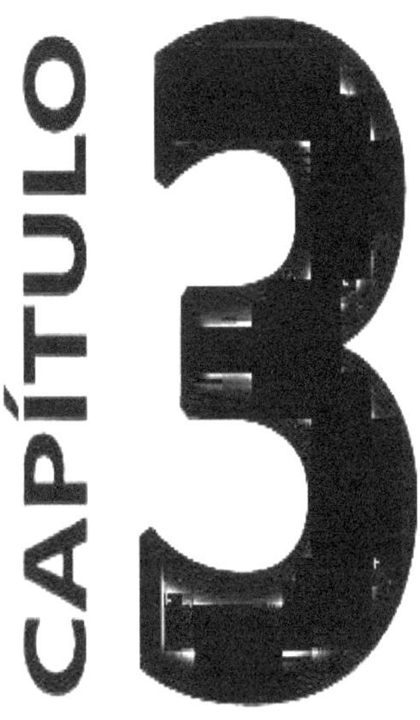

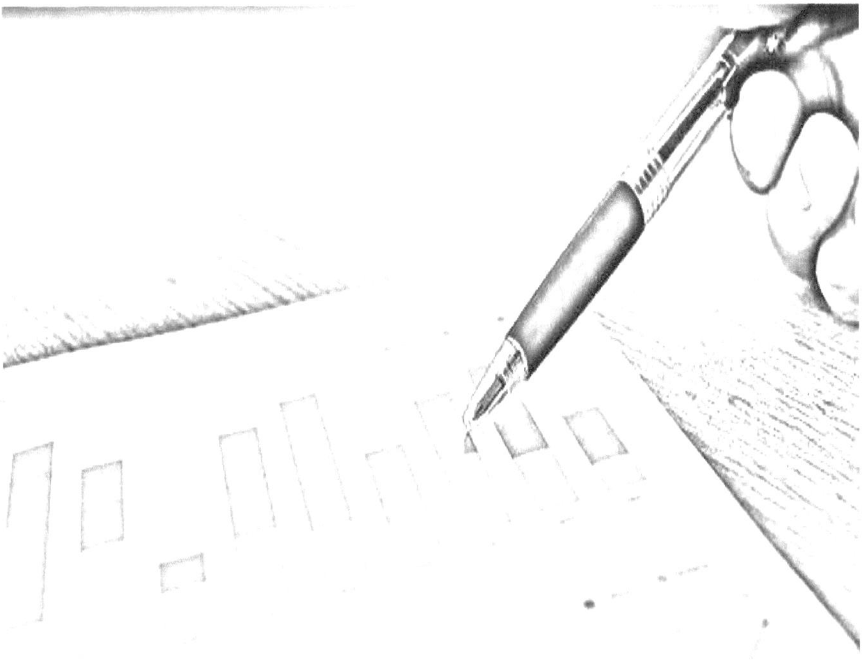

Capítulo 3: A Ciência e as Estatísticas

Uma das maneiras comuns que você experimenta a depressão é através de uma maneira particular de pensar; de pensar demais, ou às vezes pensando muito pouco.

Na verdade, um dos sintomas mais descritos pelos pacientes é o sentimento de *"análise mais e preocupante mais do que o necessário"* em todas as áreas e os pacientes também afirmaram que eles sentiram como se estivessem presos em círculos de processos de pensamento negativos.

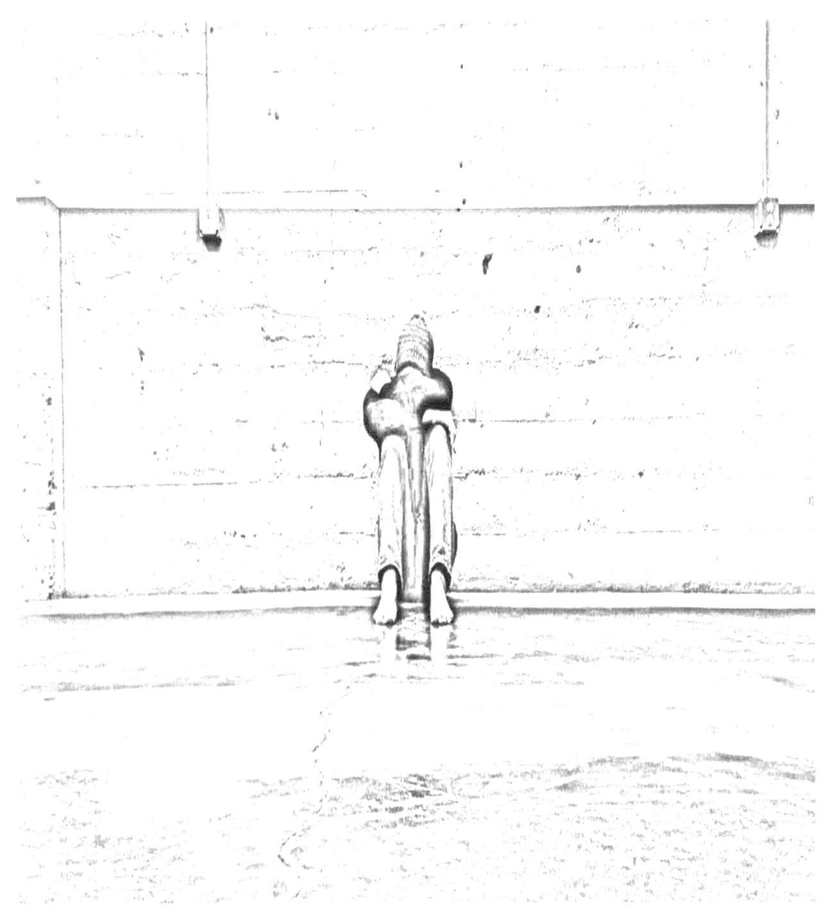

Algumas pessoas também se queixam de passar a mesma coisa uma e outra vez em suas cabeças com vários cenários de pior caso sendo pensado. Vários pacientes até reclamaram sobre ser incapaz de desligar suas mentes abertamente ativas. Isto pode ser mentalmente e fisicamente drenado e está acontecendo mais frequentemente do que você pensa.

A Ciência da Depressão:

Depressão, como você compreende agora, tem uma série de estigmas equivocados. Tanto quanto as pessoas desconhecem os detalhes da depressão, há sempre aqueles que constantemente desafiam e criticam o diagnóstico da depressão.

Alguns percebem a depressão para ser apenas um mau humor prolongado ou até mesmo ver uma pessoa deprimida como alguém que tem uma perspectiva muito negativa sobre a vida em geral. A ciência quebrou os tipos de depressão e provou aos cínicos que é muito mais do que apenas uma fase de mau humor ou um fator de perspectiva e percepção.

A depressão foi denominada como um "desequilíbrio químico" no cérebro no passado e, especialmente, os cientistas acreditavam que a falta do neurotransmissor serotonina foi a razão para isso. A serotonina é muitas vezes referida como a sensação de bom produto químico.

Entretanto, a única evidência real para esta era que os pacientes vieram dentro com as queixas que conduzem a este diagnóstico particular foram drogas prescritas para aumentar seus níveis do serotonina.

Os resultados foram que os sintomas foram capazes de se tornar controlados. Mesmo que as drogas funcionaram temporariamente, isto não mostra conclusivamente apenas como a depressão complexa é. No passado recente, os cientistas descobriram que o crescimento da célula cerebral e a conexão das células desempenha um papel muito maior do que foi percebido nos primeiros anos.

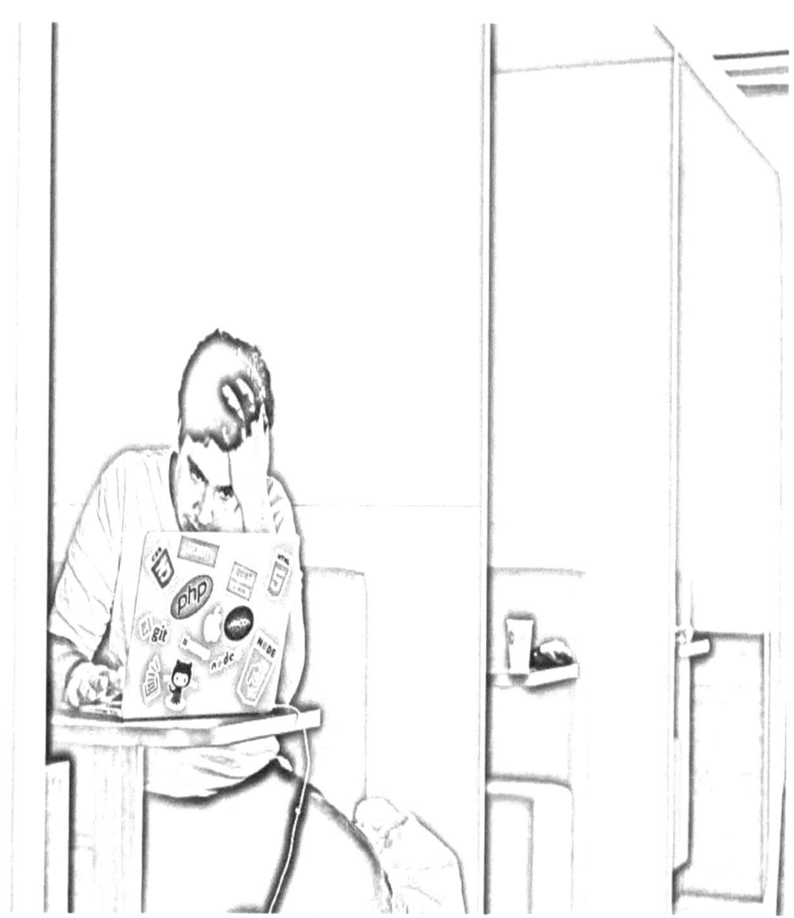

Quando o cérebro de uma pessoa deprimida é examinado, estudos mostram que o hipocampo no cérebro é muito menor do que a média quando alguém está deprimido. Outras áreas do cérebro também são fisicamente afetadas, mas esta região controla particularmente a memória e as emoções. Quanto mais tempo a pessoa tem sido deprimido, menor o hipocampo torna-se. As células e as redes, literalmente, deterioram-se.

Acontece que o stress pode ser um dos principais gatilhos que reduz o número de neurônios nesta parte do cérebro. A boa notícia, no entanto, é que os estudos têm demonstrado que, com regeneração dos neurônios nesta parte do cérebro significa que o humor melhora.

Curiosamente, muitas das drogas prescritas que afetam os níveis de serotonina têm um efeito indireto sobre o crescimento das células cerebrais.

Agora, esta é uma razão provável porque as drogas baseadas em serotonina tendem a ajudar alguns pacientes, em vez de para as razões que já foram supostamente produzidas. A razão exata, neste caso, é que o pico nos níveis de serotonina gera outros produtos químicos que estimulam a neuro gênese em outras palavras o crescimento dos neurônios.

Com esta descoberta, os cientistas estão agora trabalhando para direcionar a neuro gênese diretamente para resultados melhores e mais eficazes.

Também foram cientistas que descobriram que a depressão é

transmitida através de genes. O gene que transmite a depressão – figurativamente – é chamado de gene do transportador de serotonina.

Cada indivíduo tem duas cópias do gene, uma de cada pai. Esta vertente genética em particular pode ser curta ou longa.

Depois de rastrear mais de 800 jovens adultos ao longo de cinco anos, estudos revelaram que 33% dos indivíduos com uma versão curta se tornaram deprimidos após serem colocados em condições estressantes.

As pessoas que tinham dois genes curtos pioraram ainda mais. Pelo contrário, pessoas com dois genes longos tinham uma forte disposição para serem deprimidas com uma quantidade semelhante de condicionamento traumático. Muitos outros genes também foram identificados que poderiam potencialmente levar a depressão e torná-lo uma norma hereditária na família.

Faz sentido, depressão e distúrbios bipolares são ambos conhecidos para correr em famílias. Estudos sobre gêmeos biológicos mostraram que se um gêmeo tem depressão ou transtorno bipolar, o outro gêmeo tem uma chance de 60% a 80% de desenvolvê-lo também.

Enquanto a verdadeira causa ou as raízes da depressão ainda estão a ser fixados precisamente, há falar sobre depressão compartilhando sintomas e semelhanças com várias outras doenças como amígdala, trauma, ritmo circadiano e muito mais.

Precisamos entender que a depressão é uma condição com uma base biológica, juntamente com implicações psicossomáticas e societais. Não é apenas uma fase que você vai "superar" ou algo que você nasceu assim.

Estatísticas Para a Depressão

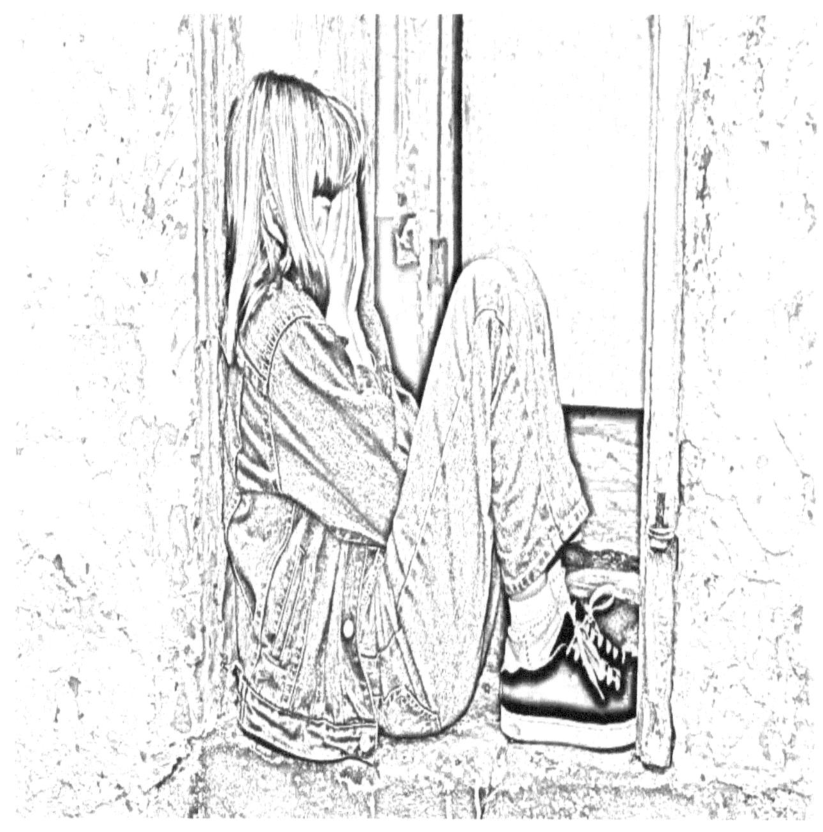

Para certas pessoas lá fora, passando por inúmeros fatos pode ser deprimente em si mesmo.

A Índia, a China e os EUA são alguns dos principais países que a Organização Mundial da saúde classifica como "países deprimidos do mundo". O trio também compartilha o topo da tabela quando a OMS compilou uma lista de países amplamente afetados por casos registrados de ansiedade, esquizofrenia e distúrbios bipolares.

De acordo com a Aliança Nacional sobre doença mental, um em cada cinco adultos nos EUA experimenta alguma forma de doença mental a cada ano dos quais apenas 41% receberam cuidados de saúde mental no ano 2015. Nas estatísticas registradas pela OMS, foi chocante saber que o 45% da população mundial vive em um país onde o psiquiatra estava disponível para atender cem mil pessoas sendo bem otimista.

A Ásia registrou o menor número e a concentração de psiquiatras, apesar de ter um dos maiores números de pacientes mentalmente registrados. No lado mais brilhante, a Europa tem o mais alto. A lista é encimada pelo Mónaco, seguida pela Bélgica e os Países Baixos. Cada um desses países tem uma média de vinte a 40 psiquiatras por cem mil pessoas, segundo a OMS.

Os países listados abaixo, listados do mais alto para o mais baixo, têm o maior fardo de doença mental e morte causada pela depressão.

- Índia
- China
- EUA
- Indonésia
- Brasil
- Rússia
- Paquistão
- Bangladesh
- Nigéria
- Irã

Aqui estão algumas estatísticas interessantes que certamente irá mudar a sua percepção sobre como a depressão é grave.

- Alguma forma de depressão afeta globalmente 350 milhões pessoas.

- Aos 18 anos, 11% dos adolescentes apresentam transtorno depressivo.
- De acordo com um estudo de depressão pós-parto de 2013, 14% das mulheres eram propensas a transtornos depressivos dentro de quatro a seis semanas de parto.
- 16 milhões é o número de adultos nos EUA que foram vítimas de pelo menos uma forma de depressão, de acordo com o estudo em 2012.
- As mulheres são encontradas 70% mais propensos a serem vítimas da depressão do que os homens.
- O custo anual de $80.000.000.000 foi estimado como horas perdidas nos EUA devido à baixa produtividade e aos cuidados de saúde inadequados.
- 50% dos americanos com depressão grave não percebem ou procuram assistência para a sua depressão.
- A depressão pode afetar qualquer pessoa em qualquer idade, embora seja mais comum entre os 15 anos e 45.

Embora existam muito mais números que podem ser encontrados sobre a pesquisa, os mencionados acima são os mais evidentes. Ele só vai mostrar que sabemos pelo menos uma pessoa em nosso círculo que está potencialmente passando por depressão. Mantenha um check-up constante sobre seus entes queridos. Não se esqueça de verificar a si mesmo.

4

Os 11 Mitos

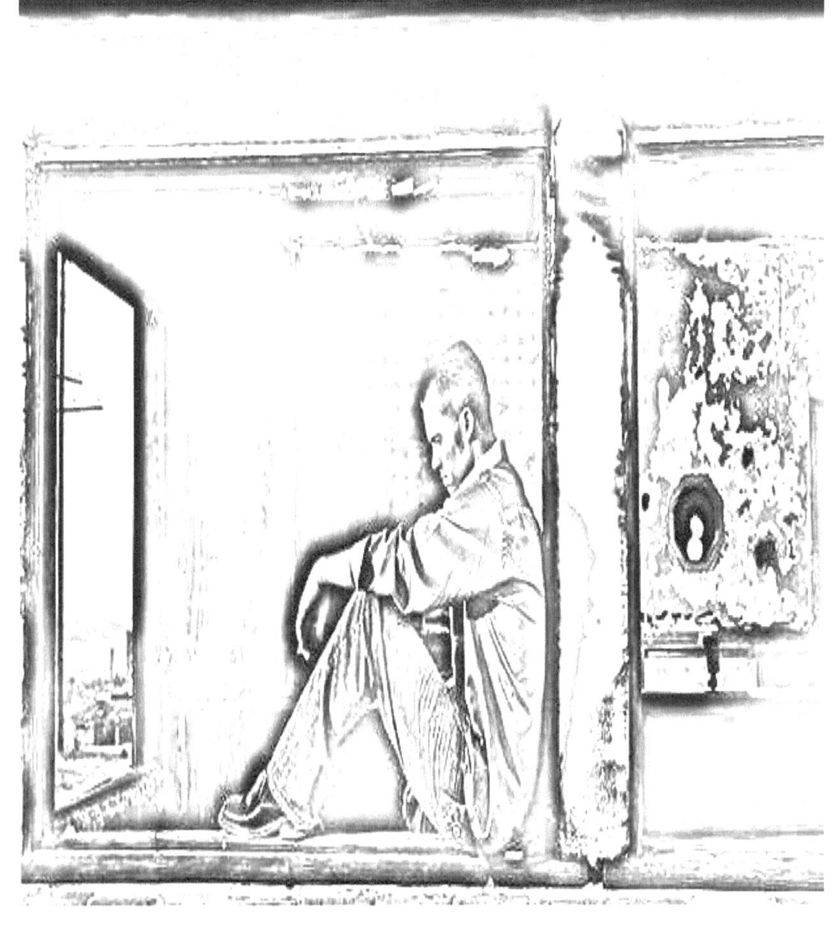

Capítulo 4: Os 11 Mitos

A conversa sobre "morte por suicídio" toma o centro do palco globalmente com mais frequência do que

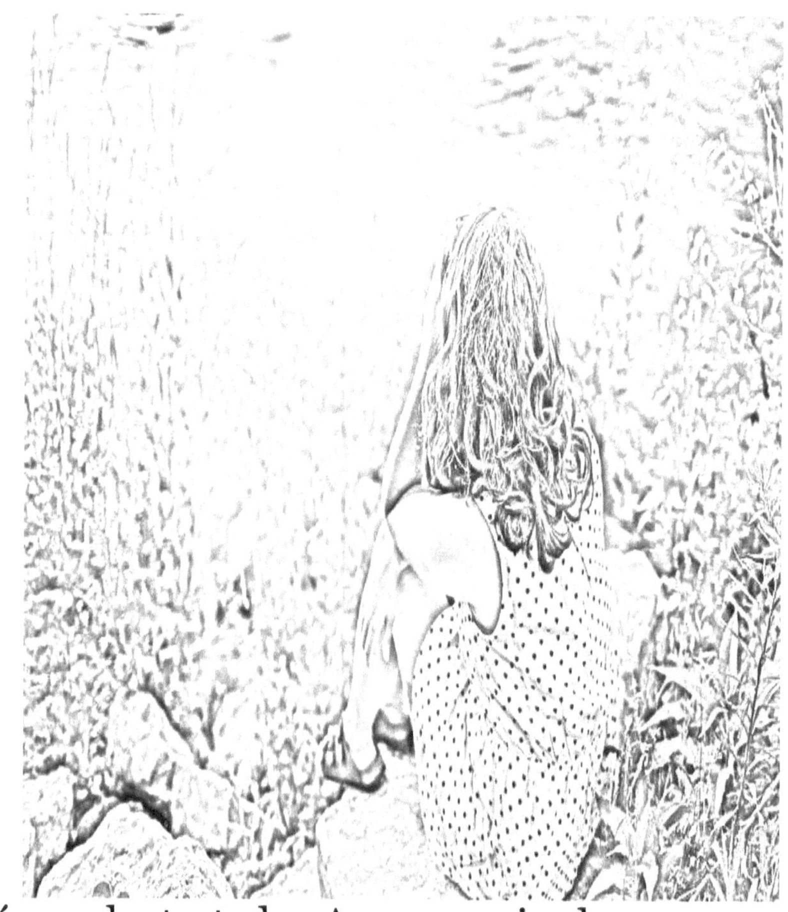

está sendo tratada. Agora, mais do que nunca, o mundo está reconhecendo as implicações de uma depressão não diagnosticada e não tratada.

Perto de 2 de 3 pessoas que cometeram suicídio mostraram ou registraram sinais de depressão maior. Se você precisa lutar contra o estigma que rodeia a depressão e suas origens, uma educação em massa e várias sessões de desmascaramento de mitos estereótipos precisam ser colocado no lugar.

Algumas das complicações mais aterrorizantes da depressão não diagnosticada e não tratada começam com a crença inerente desses mitos. Não seria surpreendente se você ou seus amigos, familiares, colegas e até mesmo os modelos de papel sofrem desta doença. Mas, isso não parece o suficiente para aliviar a luta em decifrar os fatos da ficção quando se trata de saber o que você ou eles estão realmente passando. Quanto mais cedo erradicarmos os mitos por trás da depressão, mais cedo a depressão será compreendida pelas massas.

Vamos desmascarar os principais mitos:

Mito 01. A depressão é ainda uma outra palavra extravagante para a tristeza, nós estabelecemos que a tristeza é uma parte da depressão quando não for depressão por si. Pense na tristeza como sendo passageira e temporária. Você vai "superar" a tristeza mais cedo do que você pensa. Não há como negar, a tristeza vem e vai. A ocorrência periódica não deve ser confundida com episódios de depressão.

A tristeza, por si só, é geralmente catalisada por uma experiência de vida ou memórias poderosas que são perturbantes. *Uma boa dose de interações felizes vai curar a tristeza.* A depressão, por outro lado, vai fazer você se sentir que as interações felizes enfatizam a distância entre você e os outros. A tristeza que é causada pela depressão não é o tipo de desaparecer rapidamente a menos que o tratamento é posto em vigor. Não se enganem, a tristeza é apenas uma das muitas emoções negativas que acompanham a depressão.

Mito 02. *você tem depressão? Você deve ser uma pessoa mentalmente fraca!*

– Mais frequentemente do que não, pessoas que sofrem de depressão tendem a ser marcados como sendo mentalmente fraco. As razões para este equívoco são o tipo de sintomas e efeitos que têm sobre os pacientes e as pessoas ao seu redor. Este estigma é uma das principais razões pelas quais as pessoas com depressão longa sofrem em silêncio.

Para eles, é melhor sofrer sozinho ao invés de ser marcado como um ser humano mentalmente fraco. O que todo mundo precisa entender é que ninguém escolhe desenvolver um caso de depressão. É uma doença, e pode muito bem afetá-lo.

Em sua maneira torcida, alguma grande resistência é indicada pela pessoa que sofre esta condição fazendo um esforço para trabalhar com ele apesar de sentir-se solitário e para baixo. Se alguma coisa, uma pessoa que sofre de depressão deve ser apoiada e encorajada a passar pelo seu tratamento.

É preciso força para trabalhar o seu caminho através da depressão e as pessoas que têm feito isso mostram mais compaixão e são capazes de demonstrar uma capacidade mais forte para empatia.

Mito 03. *Você não teve um incidente traumático em sua vida*. Você não pode estar deprimido! -A coisa chave a recordar aqui é, o que é traumático a você, não pode ser traumático a alguma outra pessoa.

Não há como negar que o trauma é um dos disparadores mais proeminentes e comuns da depressão. A diferença é os elementos biológicos que acompanham Trauma.

Algo tão simples como falhar um teste, e afastando-se de sua zona de conforto pode trazer depressão. Há casos comprovados em que não há nenhum gatilho externo em tudo.

Mito 04. *É apenas depressão; não é uma doença real*. Este é um dos mitos mais perigosos de todos. Sim, os sintomas dificultam a categorizar a depressão como uma condição mental séria. De acordo com a Clínica Mayo, a depressão é sempre acompanhada por uma diferença física na área do cérebro.

Depende dos neurotransmissores que temos localizados na parte superior, e o desequilíbrio hormonal desempenha um papel significativo na causa de decidir a gravidade da doença.

A linha inferior é clara e simples, e é aquele que cada indivíduo precisa de estar ciente que a depressão é uma doença real, e exige o tratamento especial e treinado.

Seja físico e mental, deve ser dado uma atenção forte em todos os casos.

Mito 05. *Oh, é tudo na sua cabeça!* - Sim, é, mas não na forma como as pessoas percebem que é. Enquanto as raízes biológicas começam com o cérebro, o trauma emocional não é o único. Os efeitos se espalham por todo o corpo e afetam diferentes pessoas de forma diferente.

Mito 06. *Os homens em casos reais são menos vulneráveis a ficarem deprimidos!* – Sim, estatisticamente, as mulheres são duas vezes mais propensas a depressão quando comparadas aos homens. No entanto, isso não significa que os homens podem ou não devem ficar deprimidos. Não há nenhum caso de "não deveria" aqui. É muito comum ouvir a frase *"seja um homem!"* sendo usados para denotar uma *falta de força física ou mental.*

A depressão está além da força física e mental, tanto que os efeitos da depressão são físicos e mentais. Este mito torna difícil para os homens a abrir-se sobre a sua depressão, que por sua vez leva a complicações com o diagnóstico. Esta é também uma razão comum para o abuso de substâncias e desenvolvimento de vícios insalubres e pode até causar tentativas de suicídio.

Mito 07. Falando sobre isso só torna pior a depressão tem sido tratada com luvas de criança por tanto tempo que o primeiro instinto de quem sofre a doença não é para falar sobre isso. Isto não é algo que pode ser murado afastado ou algo que vai curar ao longo do tempo.

Se este estigma que circunda esta desordem é abandonado, deixa aberto para que os povos discutam seus problemas. Mais do que qualquer coisa, impedirá outros de adicionar o combustível ao fogo reforçando aqueles sentimentos negativos e destrutivos.

Mito 08. *Tudo que você precisa é um anti-depressivo!* – Parcialmente verdadeiro! É a metade falsa que causa problemas. A manifestação da depressão não é a mesma em cada pessoa. Os antidepressivos são prescritos por médicos como eles consideram apto. Isso não implica que um antidepressivo pode curar a sua tristeza.

Os doutores prescrevem frequentemente a terapia junto com medicações e os medicamentos não têm que sempre ser antidepressivos.

Mito 09. *Você está agora preso com medicamentos para a vida!* – Há poucas doenças que necessitam de medicação para a vida. A depressão não é certamente uma delas. A medicação é sempre monitorada e geralmente é eliminado com um plano para parar os medicamentos em um determinado espaço de tempo.

Como já foi mencionado, os medicamentos não são a única forma de tratamento para a depressão. Eles são acompanhados por terapia também.

Mito 10. *Você será perpetuamente infeliz se você está deprimido!* – Não é verdade que as pessoas que sofrem de depressão estejam deprimidas 100% do tempo. Mesmo uma pessoa deprimida tem bons dias e maus. A chave reside no aumento do número de dias bons através de um tratamento eficaz e consciente.

Você não pode simplesmente descartar a depressão, porque você vê imagens de mídia social de pessoas rindo e tendo um bom tempo. Algumas pessoas são realmente boas em esconder seus sentimentos e lutando através de seus problemas. Lembras-te do forro prateado de que falámos?

Mito 11. *A depressão é uma sentença de vida para a miséria!* -Agora isso é um pouco duro, não é? Superar a depressão é possível. Não há duas maneiras de contornar esse fato.

Resume-se a reconhecê-lo, tratá-lo e fazer um esforço para manter no controle. Quanto mais educado e aberto estamos sobre a depressão, o melhor alcançaremos.

CAPÍTULO 5

Eliminando o Pesadelo

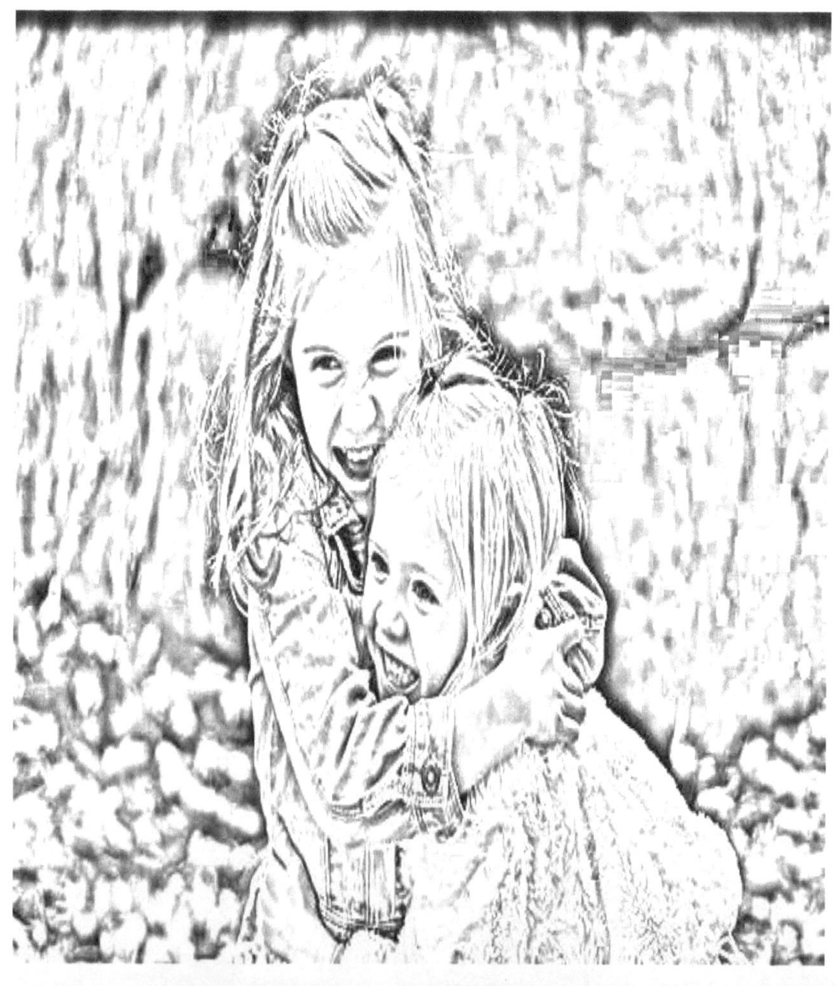

Capítulo 5: Eliminando o Pesadelo

O melhor de nós também cai!

Há mais um mito que não tínhamos anteriormente coberto que foi intencionalmente deixada de fora para esta seção.

"Se você é pobre, você está sempre deprimido, e se você é rico e famoso, você é famoso com um contrapeso de banco pesado, que problemas você poderia ter?"

Tanto quanto as pessoas gostariam de comprovar este mito, a história, a literatura e o show-business provaram-nos erradamente repetidas vezes.

Vamos tocar em alguns exemplos.

1. Chester Bennington

Este é um dos exemplos mais recentes e trágicos de celebridades altamente bem-sucedidas que tomam suas vidas devido à depressão. Chester, o vocalista da banda de rock de recordes,

Linkin Park, recentemente tirou sua própria vida.

O incidente tornou-se bem divulgado e fora das mídias sociais. Milhões de pessoas estavam pagando seus respeitos e homenagens ao seu ídolo de rock. O que a maioria do mundo não conseguiu ver ou entender foi a história de trás da estrela do rock.

Chester lutou contra a depressão e abuso de drogas constante que levam até a sua morte.

2. Kurt Cobain

Aderindo ao tema do rock, aqui é mais um revolucionário do mundo da rocha que tragicamente tirou sua própria vida. A razão – ele perdeu a batalha com seus demônios e depressão interior.

Muitos reivindicariam que viram este vir com o tipo da música sua faixa, Nirvana, estava produzindo. A letra e a música das canções Kurt escreveram na maior parte giram em torno da batalha com os demônios, interno e externo, como a sociedade, a política etc. Imagine o que o mundo do rock and roll seria como se Kurt tivesse apenas estendeu a sua ajuda.

3. Robin Williams

Ele é a lenda que encheu nossos corações de alegria em sua vida e deixou o mesmo público com descrença e lágrimas. O ator vencedor do Oscar e o suicídio do comediante foi um choque para muitas pessoas que sabiam pouco sobre sua vida privada. Não era geralmente conhecido que ele sofreu de depressão maníaco por toda a sua vida.

Acredita-se ter originado de transtorno bipolar. Quem teria adivinhado?

Enquanto há muito mais pessoas que são famosas e que sofreram de depressão, aqui estão mais alguns nomes que deixaram uma marca durante suas vidas e um aviso sobre o que a depressão pode fazer com você, independentemente de quem você é! -Alexander McQueen, Ernest Hemingway, Hunter S.

Thompson, Heath Ledger, Chris Benoit etc.

Como você pode ver claramente, a depressão não é sobre de onde você vem ou que tipo de fundo que você tem. Não se trata de ser rico ou pobre. Trata-se de tornar-se vítima de uma doença que é grave e que precisa de tratamento.

Estou deprimido?

A depressão é uma doença sorrateira que pode atingi-lo sem você ter uma pista até que já é tarde demais.

Felizmente, existem várias maneiras de curar a depressão através da *medicação, terapia e estilo de vida.*

Existem vários tipos de antidepressivos que o médico pode optar por prescrever. Certifique-se de falar com seu médico ou farmacêutico sobre os possíveis efeitos colaterais, se você está preocupado com eles.

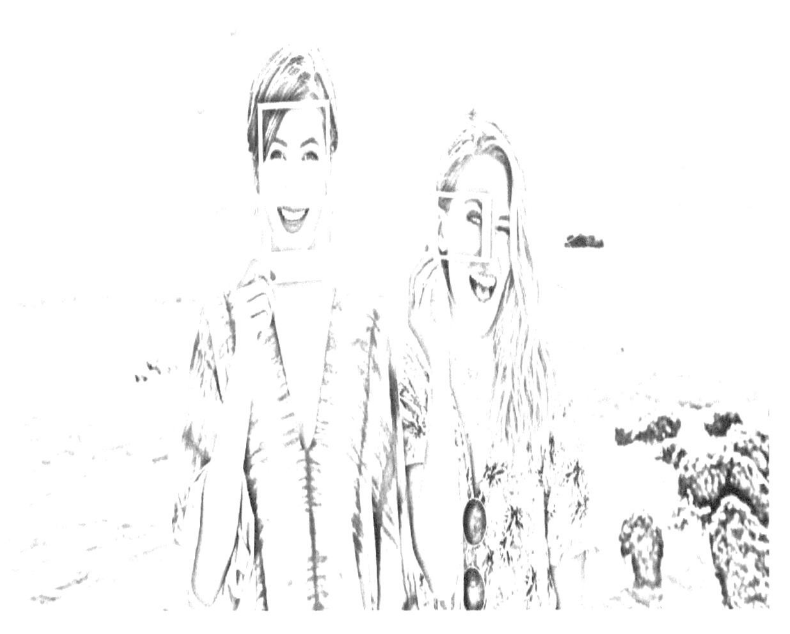

Alguns dos medicamentos populares incluem;

Inibidores seletivos da recaptação da serotonina (ISRS) – os médicos costumam começar a medicação com uma prescrição para um ISRS. Estes são considerados comparativamente seguro, e eles são propensos a causar menos efeitos colaterais quando comparado a outros medicamentos.

Serotonina-inibidor da recaptação de norepinefrina (SNRI) – SNRIs são usados para tratar a depressão maior. Estes também são usados para tratar a ansiedade, TOC, TDAH e dor neuropática crônica.

Antidepressivos atípicos – estes também são usados para tratar a cessação do tabagismo. Estes são comumente usados com pacientes que têm pouca ou inadequada resposta ao "tratamento de primeira linha."

Antidepressivos tricyclic -um dos tipos mais eficazes da medicação lá são neste dia a idade. No entanto, a intensidade e a frequência desta medicação causando efeitos colaterais são exponencialmente elevadas quando comparadas com os outros medicamentos. Estes não são prescritos até que outros antidepressivos foram julgados e não mostraram qualquer melhoria.

Inibidores da monoamina oxidase (MAOI) – o uso de IMAOs exige uma dieta muito rigorosa e controlada. Se os pacientes entrar em contato com alimentos como vinho, queijo e pickles os efeitos colaterais podem ser fatais também.

Devido à sua natureza de reagir com outras substâncias e medicamentos em nosso corpo, os médicos nunca prescrevem um SSRI e um MAOI juntos.

A depressão é tratada melhor quando há uns modos múltiplos de tratamentos regulados disponíveis. Seu médico pode prescrever-lhe algumas terapias de estimulação cerebral. Os mais comuns são ECT e TMS.

ECT ou terapia electroconvulsiva – para impactar a função dos neurotransmissores, as correntes elétricas suaves são passadas através do cérebro. ECT é prescrito para aqueles que não reagem bem com medicamentos e aqueles que são um potencial risco suicida.

TMS ou estimulação magnética de Transcranial -ao contrário do ect, TMS usa ondas magnéticas. Estas ondas são passadas através de uma bobina de tratamento que é colocada pressionado contra o couro cabeludo. Pulsos magnéticos estimulam as células nervosas que são responsáveis pela regulação do humor e depressão.

Alguns dos tipos de terapia que pode ser sugerido pelo seu médico são – acupuntura, Musicoterapia, terapia de arte, imagens guiadas, yoga e exercícios aeróbicos.

6

Driblando a Depressão!

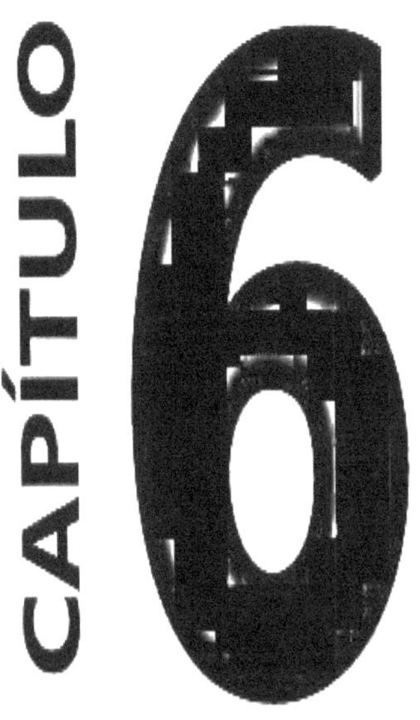

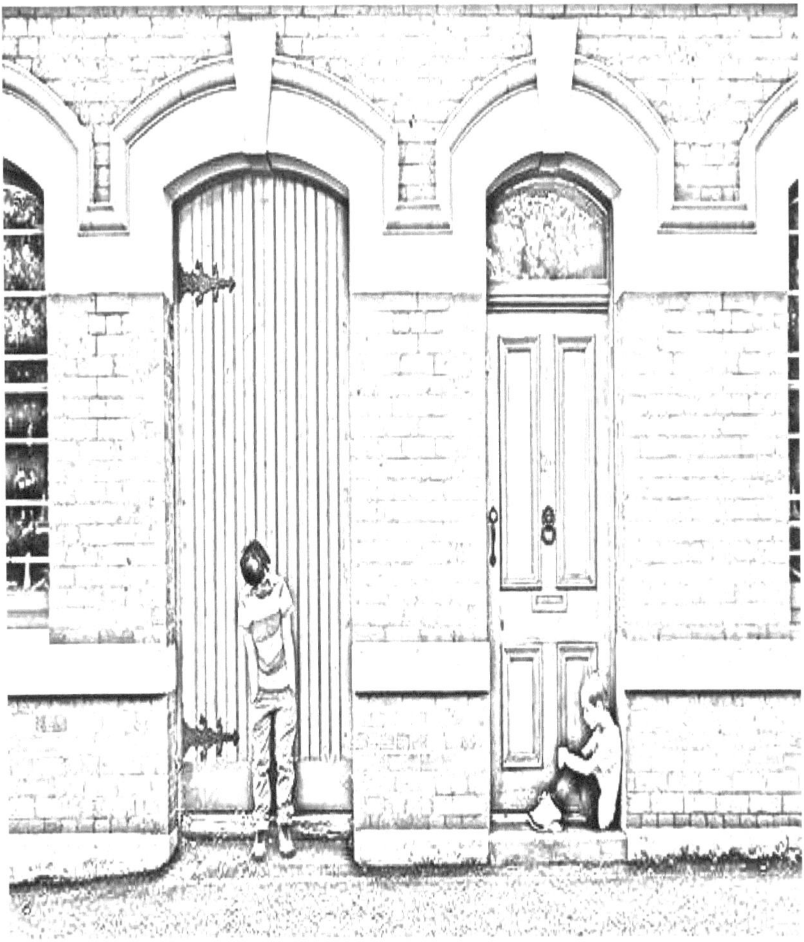

Capítulo 6: Driblando a Depressão!

Compreensivelmente, quando você ou seus entes queridos passam por depressão, torna-se difícil reunir esse bit extra de energia para cuidar de si mesmo. Tomar um papel ativo na sua melhoria e tomar medidas para ajudá-lo a lidar com a batalha da depressão vai um longo caminho na depressão de assassinato.

Estão aqui algumas coisas que você pode tentar junto com o Conselho dos profissionais médicos.

- Pratique cuidar de si mesmo
- Mantenha-se ativo
- Cuidar da maneira que você olha
- Conecte-se com pessoas
- Representar um desafio para o seu humor baixo

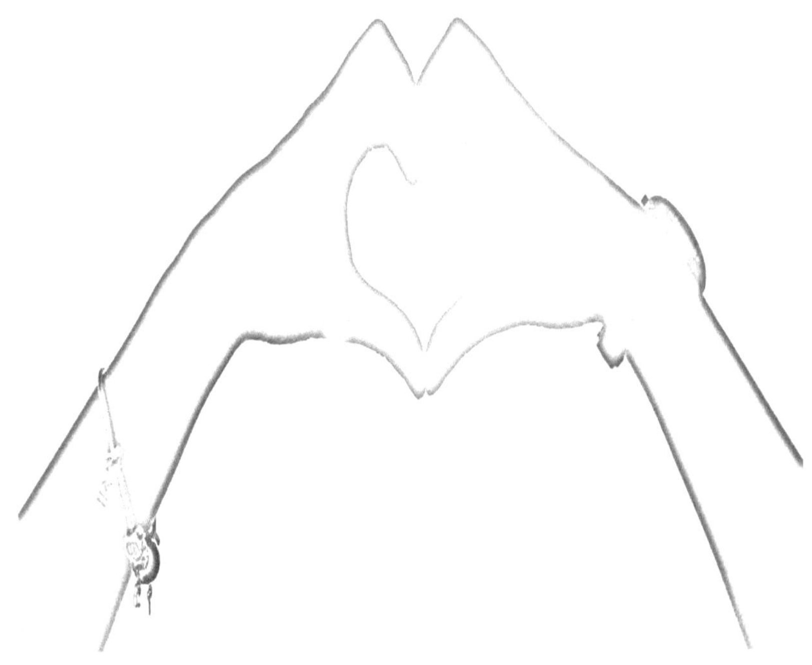

Pratique cuidar de si mesmo

Descobrir o que funciona para você. Faça uma lista de atividades, lugares e pessoas que acendem a sensação de boa emoção em você. Faça outra lista das suas atividades do dia-a-dia.

Vai ser difícil incluir todas as coisas que fazem você feliz na lista, mas encontrar maneiras de incorporar as coisas felizes, pessoas e lugares em suas atividades do dia-a-dia. Por exemplo, você pode gostar de tocar violão ou assistir a um filme. Tente tirar algum tempo e garantir que você tocar sua guitarra pelo menos uma vez por dia.

Não se afaste de se tratar

Isto poderia significar tomar banhos longos, gastando o tempo da qualidade com seu animal de estimação ou sua família. Muitas pessoas escrevem cartas para si mesmas assegurando-se que a tempestade vai passar e haverá dias mais brilhantes. Sentir coisas boas como esta irá beneficiá-lo em grande parte. *Não se esqueça de ser gentil com você mesmo.* Se você precisar do seu "tempo para mim", não deixe nada impedi-lo de tomá-lo.

Representar um desafio para o seu humor baixo

Manter um diário de humor provou ajudar a manter o controle de suas mudanças de humor. Você vai sentir um padrão que você pode trabalhar e dizer ao seu médico sobre isso. *Não deixe seu humor ditar o resultado do seu dia.*

Mantenha-se ativo

Vá em frente e junte-se a um grupo. O grupo pode ser uma equipe esportiva, um projeto comunitário ou até mesmo um grupo de hobby. O importante aqui é manter-se ocupado com positividade para que você deixe pouco espaço para as suas oscilações de humor para acontecer.

Se você acha que você não está animado por qualquer uma das coisas antigas que você costumava desfrutar, dar um salto de fé e tentar coisas novas como começar um novo hobby ou voluntariado. Isto ajudá-lo-á em quebrar testes padrões inúteis do modo e em impulsionar seu lado feliz.

Definir metas para si mesmo

Certifique-se de que suas metas são realistas e mensuráveis.

Definir metas irreais significará decepção quando não forem atendidas. A última coisa que você precisa é abrigar um sentimento negativo.

Fazer uma conexão

Conecte-se com pessoas mais do que você costumava fazer. Mantenha contato e continue falando. Se você acha que conhecer pessoas é muito difícil neste momento, pelo menos telefone alguém. Enviar as pessoas que você gosta, uma mensagem de texto, um e-mail e até mesmo uma carta.

Pode ser difícil trazer uma conversa sobre como você está realmente se sentindo por dentro. É provado que muitos povos encontraram o conforto em compartilhar de suas experiências. Se você acha que seu amigo ou membro da família não vai entender, experimentá-los.

Se você ainda está apreensivo, considere juntar em um grupo de apoio. Estar com pessoas que enfrentam desafios semelhantes e que estão na mesma jornada de Auto Recuperação irá beneficiá-lo em grande parte, especialmente de suas experiências e aprendizados. Você vai encontrar alegria em saber que suas experiências ajudaram um ser humano companheiro.

Cuide-se constantemente

Tente obter um sono de boa qualidade. Sim, um dos efeitos colaterais da depressão é a falta de sono. Fazer um esforço consciente para obter uma boa qualidade de sono tem demonstrado melhorias drásticas em pessoas lutando contra a depressão.

Não se esqueça de comer bem. Uma dieta saudável e nutritiva acrescenta força física e mental que, por sua vez, ajuda no processo de recuperação, ajudando você a pensar claramente, melhorar o seu humor e aumentar a sua energia. Além de comer bem, é essencial garantir a sua higiene tratada.

As pequenas coisas como tomar um banho antes de sair ou vestir-se bem pode atuar como um enorme catalisador na recuperação e em manter o mau humor longe! Você pode até achar que vestindo cores brilhantes tem um efeito positivo sobre o seu estado de espírito.

Vou falar um pouco de min, nascido em 7 de setembro de 1986, tive uma forte depressão ocasionada com o término do meu relacionamento.

No início queria se jogar do 17º andar do Torres Ibirapuera, mas uma força maior se usou de um amigo que impediu que este fato ocorresse.

Tenho dois filhos maravilhosos que me amam muito e busquei forças para brincar e sorrir ao lado deles nos fins de semana sendo que na verdade eu queria desaparecer fisicamente.

Não consegui obter um tratamento terapêutico, devido ao baixo recurso financeiro, mais tive que buscar outros meios de aliviar a tristeza, a dor e o desanimo.

Estava comendo a cada 48h, levantava da cama apenas para trabalhar, e não tinha vontade de fazer nada a não ser chorar e se lamentar pela minha vida. Nove meses se passaram em um estado deprimente, que parecia não tem fim.

Tentei encontrar algum prazer que me trouxesse a vontade de viver, mas infelizmente não encontrei.

Então como sabia que existe muita saída escondida nos livros voltei a ler, mas dessa vez com foco no que estava se passando naquele momento.

O livro foi auxiliando e guiando o meu cérebro a encontrar forças interiores para expulsar os maus sentimentos que me aprisionava.

Em uma das literaturas do grande Napoleon Hill , é citado uma passagem em que relata que nós seres humanos temos dois polos, sendo o positivo e negativo, e que ao desistir de qualquer objetivo e principalmente da nossa vida estamos fortalecendo a energia negativa, que por sua vez está tendo cada vez mais formas de trazer atrocidades a nossa humanidade.

O livro fala que se queremos salvar a nossa humanidade devemos ter um proposito definido, uma realização que teremos que concluir antes de nossa partida e devemos mudar a nossa educação para que as pessoas raciocinem mais.

O que quero chegar aqui é que ao saber disso me sinto na responsabilidade de não ser covarde e acreditar que sou mais forte do que qualquer obstáculo que vier em meu caminho, pois sou imagem e semelhança divina.

E se posso afirmar isso, você também pode e deve acreditar que tem o poder se superar qualquer coisa.

Fica a Dica

A próxima vez que você ouvir a frase, "*Eu estou tão deprimido, você não tem ideia!*" agora você sabe o que isso significa, e você também está equipado o suficiente para identificar se a pessoa que usa esta frase é realmente uma vítima de depressão ou é ainda outra pessoa que precisa ler este livro.

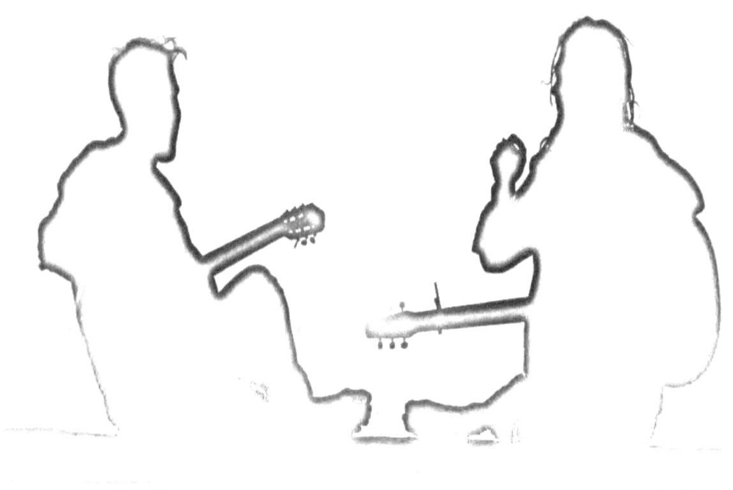

A depressão tem sido e sempre será uma das maiores preocupações da espécie humana. Há alguns estudos lá fora que se estabelecem para provar que a depressão não começa e termina com os seres humanos. Os animais são propensos a ela também. Com tanta possibilidade e perigo de depressão iminente, é sempre melhor ser autoconsciente e consciente das pessoas ao seu redor. Quem sabe, você pode ser o único que salva uma vida!

GOD IS GOOD ALL THE TIME
Sucesso a todos.

Lucivaldo Souza

www.ingramcontent.com/pod-product-compliance
Lightning Source LLC
Chambersburg PA
CBHW051213250726
48655CB00006B/2383